TRAITEMENT

DES

TUMEURS ÉRECTILES

PAR

L'IGNIPUNCTURE

PAR

Antonin GAZEL

Docteur en médecine

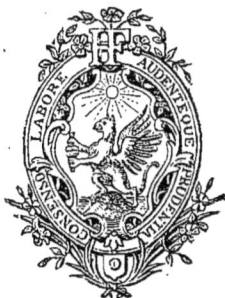

MONTPELLIER
IMPRIMERIE CENTRALE DU MIDI
(HAMELIN FRÈRES)
—
1893

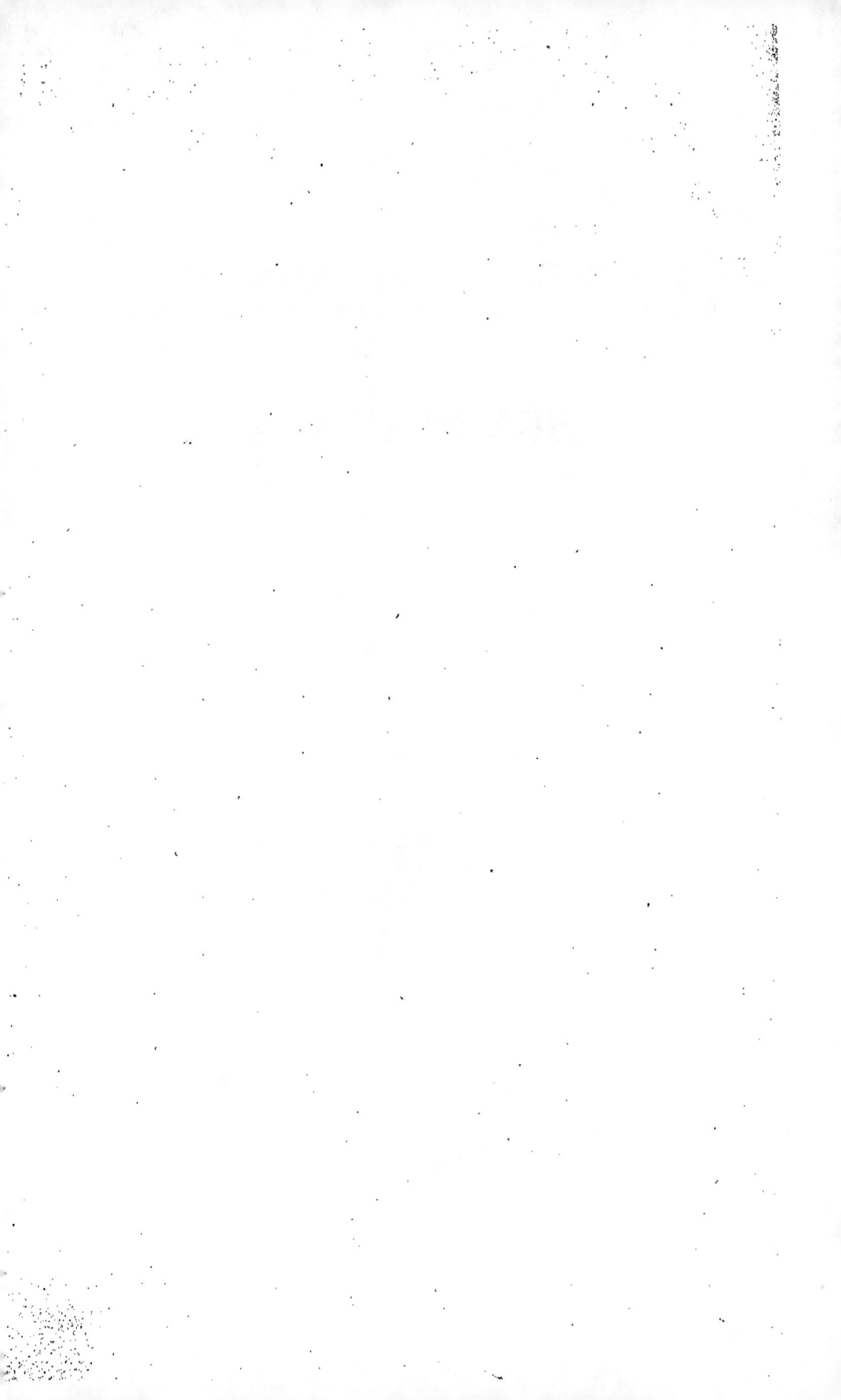

t

TRAITEMENT

DES

TUMEURS ÉRECTILES

PAR

L'IGNIPUNCTURE

TRAITEMENT

DES

TUMEURS ÉRECTILES

PAR

L'IGNIPUNCTURE

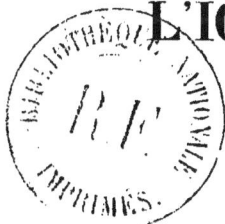

PAR

Antonin GAZEL

Docteur en médecine

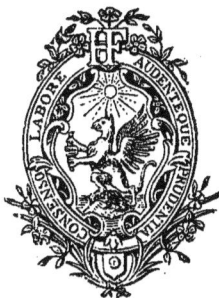

MONTPELLIER
IMPRIMERIE CENTRALE DU MIDI
(HAMELIN FRÈRES)
—
1893

A LA MÉMOIRE DE MA MÈRE

A LA MÉMOIRE DE MON FRÈRE

A MON PÈRE

A. GAZEL.

PERSONNEL DE LA FACULTÉ

MM. MAIRET............... Doyen
CARRIEU.............. Assesseur

PROFESSEURS

Médecine légale et toxicologie	MM. JAUMES.
Clinique chirurgicale...........................	DUBRUEIL (✿).
Hygiène.	BERTIN-SANS.
Clinique médicale..............................	GRASSET.
Clinique chirurgicale...........................	TEDENAT.
Clinique obstétricale et gynécologie	GRYNFELTT.
Anatomie pathologique et histologie............	KIENER (✿).
Thérapeutique et matière médicale..............	HAMELIN (✿).
Anatomie	PAULET (O. ✿ ✿).
Clinique médicale..............................	CARRIEU.
Clinique des maladies mentales et nerveuses.......	MAIRET.
Physique médicale..............................	IMBERT.
Botanique et histoire naturelle médicale	GRANEL.
Opérations et appareils.........................	FORGUE.
Clinique ophtalmologique.......................	TRUC.
Chimie médicale et pharmacie..................	VILLE.
Physiologie....................................	N....
Id. Hédon (Ch. du c.)	
Pathologie interne	N....
Id. Rauzier (Ch. du c.)	

Doyen honoraire : M. BENOIT (O. ✿ ✿).
Profess. honor. : M. DUPRE (O. ✿ C. ✿).

CHARGÉS DE COURS COMPLÉMENTAIRES

Clinique annexe des maladies des enfants.	MM. BAUMEL, agrégé.
Accouchements	GERBAUD, agrégé.
Clinique ann. des mal. syphil. et cutanées......	BROUSSE, agrégé.
Clinique annexe des maladies des vieillards.	SARDA, agrégé.
Pathologie externe......................	ESTOR, agrégé.
Histologie..............................	DUCAMP, agrégé.

AGRÉGÉS EN EXERCICE :

MM. SERRE	MM. SARDA	MM. RAUZIER
BAUMEL	ESTOR	LAPEYRE
GERBAUD	HEDON	MOITESSIER
GILIS	LECERCLE	
BROUSSE	DUCAMP	

MM. H. GOT, secrétaire.
F.-J. BLAISE, secrétaire honoraire.

EXAMINATEURS DE LA THÈSE :

MM. FORGUE, président.	MM. SERRE, agrégé.
TRUC, professeur.	ESTOR, agrégé.

A MON PRÉSIDENT DE THÈSE

MONSIEUR LE PROFESSEUR FORGUE

A M. LE PROFESSEUR AGRÉGÉ SARDA

MEIS ET AMICIS

A. GAZEL.

INTRODUCTION

Nous avons eu plusieurs fois l'occasion de voir traiter des tumeurs érectiles par l'ignipuncture. M. le professeur Forgue en a obtenu d'excellents résultats, soit à son service de chirurgie des Enfants et des Vieillards, soit dans sa pratique privée, et il a bien voulu nous en faire part.

La simplicité de la technique opératoire, les bons résultats obtenus, l'absence de toute complication et de tout danger, nous ont paru placer cette méthode au premier rang dans le traitement des tumeurs érectiles.

C'est en raison de ces considérations que nous avons choisi le sujet du travail que nous soumettons à l'appréciation et à la bienveillance de nos Juges.

Qu'il nous soit permis de remercier M. le professeur Forgue pour le grand honneur qu'il nous fait en acceptant la présidence de notre thèse. Nous lui gardons une vive reconnaissance pour les conseils qu'il nous a donnés dans le cours de ce travail et pour les leçons pratiques qu'il nous a prodiguées.

Que M. le professeur agrégé Sarda reçoive aussi l'expres-

TRAITEMENT

DES

TUMEURS ÉRECTILES

PAR L'IGNIPUNCTURE

I

DES DIVERSES MÉTHODES

Il est peu d'affections pour lesquelles les traitements aient été aussi nombreux et aussi variés que pour les tumeurs érectiles. Broca avait rangé en trois catégories les diverses méthodes de traitement de ces tumeurs :

La méthode atrophiante, qui se propose d'empêcher l'afflux du sang dans la tumeur par la compression, la ligature des troncs artériels ;

La méthode perturbatrice, dont le but est de produire dans la tumeur certaines modifications (irritation, inflammation) qui amèneront peu à peu sa disparition ;

Enfin, la méthode destructive, comprenant tous les procédés d'exérèse.

Nous renonçons à énumérer les divers agents classés dans

sion de notre reconnaissance pour la bienveillance qu'il nous a toujours témoignée pendant le cours de nos études.

M. le professeur Dubrueil nous a autorisé à publier une observation prise dans son service. Nous ne saurions trop le remercier.

chacune de ces méthodes ; on peut dire qu'ils sont presque innombrables. Les auteurs qui préconisaient chacun de ces procédés produisaient bien à l'appui de leur méthode quelques succès, mais aussi que d'accidents, que de résultats déplorables !

La plupart ont été abandonnés, les uns inefficaces, les autres dangereux, et, aujourd'hui, la thérapeutique des angiomes tend à se simplifier de plus en plus.

En présence d'une tumeur érectile, que peut-on en somme se proposer ? Enlever la tumeur ou en produire l'atrophie progressive par des moyens appropriés, c'est-à-dire se comportant envers les angiomes comme envers toute tumeur, exciser et réunir les lèvres de la plaie, ou bien provoquer au sein de ces tumeurs un processus d'irritation interstitielle aboutissant à la sclérose qui étouffera les vaisseaux ?

Nous discuterons ces deux méthodes, et plus particulièrement la seconde, que Delore appelle inodogène, et où nous aurons à apprécier les injections interstitielles, l'électrolyse, l'ignipuncture.

Nous tâcherons de faire ressortir les avantages de cette dernière et nous en exposerons la technique opératoire.

DE L'ABLATION

L'ablation complète des angiomes, pratiquée aseptiquement, et suivant les préceptes de J.-L. Petit, c'est-à-dire en dépassant les limites de la tumeur, serait sans doute la méthode de choix. Rapidité d'exécution, guérison radicale et, d'un coup, substitution à la tumeur d'une cicatrice linéaire grâce à la réunion par première intention, ce sont là des avantages incontestables qui placent au premier rang, dans le traitement des tumeurs érectiles, la méthode radicale de l'ablation.

Sédillot en indique en ces termes les règles opératoires : « Il faut attaquer toujours ces tumeurs à une certaine distance de leur tissu vasculaire spongieux ; en outre, rechercher quelle est l'origine des gros vaisseaux, afin de les découvrir et de les lier en premier lieu : la tumeur s'affaisse, se tasse, et la dissection en devient moins dangereuse. »

Mais l'ablation est-elle toujours possible ? Si l'on a à traiter une tumeur de petit volume, pédiculée, il sera facile de la circonscrire par une incision et, l'ablation faite, de réunir les lèvres de la plaie. Si, au contraire, la tumeur est sessile, à large base, on ne pourra pas obtenir la réunion immédiate et il faudra s'exposer à une perte de substance considérable, qui nécessitera plus tard des autoplasties ou laissera des cicatrices difformes extrêmement disgracieuses, à la face surtout.

La considération du siège de la tumeur peut être aussi une contre-indication à l'ablation. Dans certains sièges spéciaux, le glissement de la peau est impossible et la réunion immédiate ne saurait être obtenue.

De plus, on ne pourra pas toujours faire accepter l'opération à des parents pusillanimes, à des mères qui, comme le dit Tarral, « redoutent l'emploi du bistouri pour leurs enfants, souvent s'y refusent, ne voyant point de danger immédiat dans cette affection ou se flattant que le temps pourra amener une guérison. »

Et enfin, objection qui a contribué pour beaucoup à multiplier et à rendre presque innombrables les traitements des tumeurs érectiles, l'ablation présente toujours les inconvénients d'une opération sanglante, et la moindre perte de sang peut avoir de l'importance chez les petits enfants.

Richelot, dans son travail présenté à la Société de chirurgie, en 1881 (séance du 27 juillet), conclut que « l'extirpation est, ou la seule ressource, ou un moyen plus commode et plus efficace que les autres. » Mais il s'agit plutôt ici de tumeurs cirsoïdes, et, dans la discussion qui suit le rapport sur ce travail, M. Trélat dit : « L'extirpation me paraît, à mon avis, la méthode la plus favorable, mais il ne faut pas oublier que ces tumeurs cirsoïdes résultent souvent de la transformation de simples tumeurs caverneuses, d'où cette conclusion qu'il faut se hâter de traiter les tumeurs érectiles avant cette transformation et par des moyens *plus simples que l'ablation.* »

C'est aussi l'avis de M. Desprès : « Je ne recommande l'ablation, dit-il dans la même discussion, que pour les anévrysmes cirsoïdes; pour les tumeurs érectiles proprement dites, le fer rouge réussit parfaitement. »

On le voit, l'ablation qui, théoriquement, serait la méthode de choix, ne sera pas toujours réalisable. On sera le plus souvent obligé de lui préférer des moyens plus simples, moins dangereux et plus facilement acceptés.

II

INJECTIONS INTERSTITIELLES

C'est au chirurgien Monteggia que revient l'idée de l'emploi des injections dans le traitement des tumeurs érectiles. Après lui, Lloyd, Delpech, Velpeau, Pétrequin, injectèrent des liquides divers. La plupart de ces liquides ont été abandonnés, et nous n'avons à examiner que ceux qui ont eu le plus de vogue.

a) PERCHLORURE DE FER ET LIQUEUR DE PIAZZA.—Un des traitements qui ont le plus obtenu la faveur des chirurgiens est certainement l'injection de perchlorure de fer. Les expériences de Pravaz, en 1845, montrèrent les propriétés coagulantes du perchlorure, et Lallemand, témoin de ces expériences, en les communiquant à l'Institut, faisait remarquer l'avenir réservé à cet agent thérapeutique dans le traitement des anévrysmes.

Lenoir, Velpeau, Malgaigne, expérimentèrent sur l'homme la nouvelle substance coagulante. Ils furent bientôt frappés des dangers de l'injection, et Malgaigne, en présentant à l'Académie de médecine les résultats obtenus, faisait remarquer au prix de combien d'accidents, revers graves et même de morts étaient achetés des succès fort rares. « Nous ne pensons pas, disait-il, qu'aucun chirurgien prudent puisse exposer ses malades à un traitement aussi désastreux. »

Malgré ce sévère jugement de Malgaigne, de nouvelles expériences furent entreprises pour permettre de doser plus exactement le degré de la solution à employer. A la suite de ces recherches, et surtout après l'invention de la seringue de Pravaz, la plupart des chirurgiens, Broca, Maisonneuve, Gosselin, Richet, Demarquay, de Saint-Germain, eurent recours aux injections de perchlorure de fer. Le titre de la solution variait suivant les opérateurs : 30° pour Maisonneuve et Demarquay, 12 à 15 pour Broca, 7 pour Richet.

Le procédé se généralisa ; mais bientôt des accidents, des cas de mort à la suite de ces injections furent publiés (Didier en a relevé cinq observations ; Zielewicz 6 cas mortels sur 15 traités), et les injections de perchlorure de fer semblaient devoir être définitivement abandonnées. « En somme, dit Follin dans son *Traité de pathologie externe*, nous ne trouvons pas, dans les faits de tumeurs érectiles traitées par le perchlorure de fer, des succès bien satisfaisants, et les chirurgiens ont été ainsi conduits à négliger peu à peu un procédé opératoire qui, à ses débuts, semblait donner de si belles espérances. »

Le perchlorure de fer fut repris néanmoins plus tard sous la forme de liqueur de Piazza (eau distillée 60, chlorure de sodium 15, perchlorure de fer 25). L'adjonction de sel marin rendrait le liquide moins irritant pour le tissu conjonctif et le caillot se résorberait plus facilement.

C'est Th. Anger qui, sur les conseils de Nélaton, l'employa pour la première fois en 1869. De Saint-Germain a traité à l'hôpital des Enfants malades un grand nombre de tumeurs érectiles par la liqueur de Piazza. La thèse de Didier nous rapporte un cas de mort après l'injection de ce liquide.

On voit qu'avec l'adjonction du chlorure de sodium on n'est pas à l'abri des accidents.

b) HYDRATE DE CHLORAL. — En 1876, Verneuil, frappé des résultats qu'obtenait Porta dans la cure des varices par les injections d'hydrate de chloral, préconise ces injections dans le traitement des tumeurs érectiles. Les observations de Marc Sée, rapportées dans la thèse de Mouillard, ne sont guère concluantes. Du reste, en 1878, Verneuil déclare avoir renoncé à ces injections : « Sur la foi des chirurgiens italiens, dit-il, j'ai employé le chloral qui, outre qu'il est bon coagulant, n'a pas l'inconvénient d'être toxique, et, s'il était lancé dans la circulation générale, ne produirait pas d'accidents. Mais les caillots se dissolvent à la longue et j'ai observé des récidives. » (*Gaz. des hôpitaux.*)

Cette innocuité du chloral est plus que douteuse. « Le chloral, injecté chez les enfants, dit Reclus, peut provoquer par son absorption des accidents comateux et la mort. »

« Aux doses thérapeutiques nécessaires, les injections chloralées, chez les tout jeunes, peuvent provoquer des accidents et la mort. » (Forgue, *Thérap. chir.*)

On trouve, en effet, dans la thèse de Mouillard, un accident non suivi de mort, après injection d'hydrate de chloral, chez un enfant traité par Marc Sée. « L'enfant était tombé dans un état des plus alarmants. La face était d'une pâleur effrayante, le pouls à peine sensible, la respiration rare....... l'enfant semblait à la dernière période de l'agonie.... etc. »

Ainsi, l'emploi de ces injections dans le traitement des tumeurs érectiles n'est pas sans danger.

Le danger existe surtout pour les tumeurs en large communication avec les gros vaisseaux voisins. La possibilité de la pénétration de la solution congulante dans une grosse veine, le transport d'un caillot détaché au niveau de la tumeur et constituant une embolie, font de la compression circulaire une règle formelle dans l'emploi des injections.

Mais, même avec la compression circulaire, est-on sûr d'être à l'abri d'une embolie ?

Et, d'ailleurs, cette compression est-elle toujours possible ? Comment l'exercer, par exemple, à l'angle interne de l'œil, à la racine du nez ?

Nous pensons donc qu'il faut abandonner de plus en plus la méthode des injections.

« Je n'hésite pas, dit Quénu, à la rejeter complètement comme une méthode aveugle, dangereuse et inférieure à d'autres procédés. »

c) EAU OXYGÉNÉE. — Les injections ont été cependant reprises dans ces derniers temps. Von Mosetig-Moorhof a employé avec succès l'eau oxygénée.

Il injecte en pleine angiome 5 grammes d'eau oxygénée, et répète de quinzaine en quinzaine la même injection. Il a ainsi guéri une tumeur érectile énorme, qui embrassait presque le pourtour de la jambe droite. Ces injections ne seraient pas aussi indolores que le prétend Mosetig (Forgue et Reclus). D'ailleurs ici encore la compression circulaire est nécessaire, et nous pouvons adresser à ce procédé les mêmes critiques qu'aux injections dont nous avons déjà parlé.

d) CHLORURE DE ZINC. — Les beaux résultats obtenus dans le traitement des affections tuberculeuses par la méthode sclérogène de Lannelongue devait inspirer l'idée d'employer le chlorure de zinc dans le traitement des angiomes.

Deubel a envoyé en 1892 à l'Académie de médecine deux

observations de malades atteints de tumeurs vasculaires, gué-
ris par la méthode sclérogène. Dans la première, il s'agissait d'un angiome veineux acquis, chez une femme de trente
ans, siégeant à la commissure gauche des lèvres, du volume
d'une très grosse noisette. Une guérison complète fut obtenue
en cinq mois par seize injections au pourtour de la tumeur,
une ou deux piqûres chaque fois, avec deux gouttes de la
solution de chlorure de zinc à un dixième.

Dans la deuxième, une injection de trois gouttes de solution dans le centre de la base de la tumeur a guéri un nævus
pigmentaire ancien de la joue droite. A la tumeur fit place
une cicatrice mince et à peine apparente (*Bulletin médical*,
1892).

La méthode n'a pas encore fait ses preuves, et le nombre de
guérisons qu'on lui doit n'est pas encore assez considérable
pour qu'on puisse la juger définitivement.

Il est permis cependant de se demander si les injections
de chlorure de zinc au dixième, dans des régions telles que
la face, sont bien exemptes de danger, et s'il n'y a pas à craindre les eschares et les cicatrices consécutives.

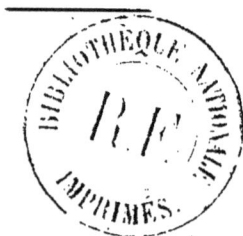

III

ELECTROLYSE

A côté des injections de chlorure de zinc, il faut placer l'électrolyse. C'est, effet, une action sclérogène que produit le passage d'un courant continu à travers les tissus. « Coagulation du sang, travail inflammatoire au niveau et au delà des vaisseaux, rétraction consécutive, transformation fibreuse et disparition de la tumeur, en un mot action sclérogène intense, tels sont les résultats de l'électrolyse. » (Heins, Thèse de Paris, 1892).

C'est Ciniselli qui, en 1862, publia la première observation de tumeur érectile traitée par l'électrolyse.

Après lui, un grand nombre de chirurgiens ont employé ce procédé ; les uns, à l'exemple de Ciniselli, introduisant les deux aiguilles dans la tumeur (électropuncture bipolaire) ; d'autres, comme Althaus, n'introduisant que l'aiguille négative (monopuncture négative) ou l'aiguille positive (monopuncture positive). En France, c'est surtout cette dernière qu'on emploie actuellement. Monoyer, Schwartz, Quénu, en ont obtenu d'excellents résultats.

Une plaque d'étain, recouverte de peau de chamois, et correspondant au pôle négatif, est appliquée sur la cuisse. On plonge dans la tumeur un certain nombre d'aiguilles en acier, que l'on met en communication avec le fil du pôle positif.

Il est indispensable de faire au préalable l'asepsie de la région opératoire et des aiguilles.

L'intensité du courant varie pour les divers auteurs : Redard emploie 10 à 18 milliampères. Les séances de cinq à dix minutes doivent être répétées tous les huit ou dix jours.

Il est difficile de discuter les résultats de la méthode publiés par les divers auteurs. Ici, pas de danger d'embolie ; avec l'asepsie, plus de suppuration, ni d'érysipèle, notés comme accidents au début de la méthode ; peu ou pas de cicatrice.

On a cependant adressé deux reproches à ce procédé.

Il est douloureux : l'établissement, l'extinction du courant, ses variations, infligent au malade des douleurs très vives.

Il est lent : de nombreuses séances d'électrolyse sont nécessaires pour obtenir un résultat satisfaisant. Les cas de Schwartz et de Quénu où des malades ont dû, en l'espace de deux ans, subir 60 et 80 séances d'électrolyse, ne peuvent être cités comme exemples de la lenteur du procédé. Il s'agissait, en effet, dans les deux cas, d'énormes tumeurs érectiles diffuses.

Nous pourrions ajouter que cette méthode exige un outillage spécial, aiguilles, appareils producteurs d'électricité, galvanomètre.

Nous verrons que, dans la plupart des cas, on peut obtenir les mêmes résultats par des procédés plus simples, avec un outillage plus à la portée de tous les praticiens.

L'électrolyse reste cependant la méthode de choix et peut-être la méthode unique dans le cas de tumeurs érectiles diffuses. Dans ces cas, en effet, le procédé que nous allons exposer ne donnerait pas assez de rétraction ou en produirait trop et on s'exposerait à des déformations.

IV

DE L'IGNIPUNCTURE

Nous avons enfin à examiner et à discuter l'emploi du cautère actuel dans le traitement des angiomes.

Il ne s'agit pas ici de l'emploi du cautère comme moyen destructeur, mais comme agent modificateur.

Nous pouvons aujourd'hui pratiquer l'ignipuncture à l'aide de deux instruments, le thermocautère et le galvanocautère. Nous espérons montrer la supériorité du premier et prouver que nous possédons avec cet instrument un moyen simple, efficace et sans danger, pour traiter les tumeurs érectiles.

Dupuytren, le premier, préconisa le cautère actuel. « Il constitue, dit-il, un des moyens les plus puissants que l'on puisse employer pour faire disparaître les tumeurs érectiles. Si l'on y a rarement recours, c'est à cause des frayeurs qu'il inspire au malade. » Ce professeur, fait remarquer Cl. Tarral, ne paraît jamais l'avoir appliqué, bien qu'il en fasse un si grand éloge. D'après ce dernier auteur, de Grœfe aurait guéri quatorze fois, à l'aide du cautère actuel, de petites tumeurs érectiles superficielles. Mais il s'agissait plutôt d'un moyen de destruction.

L'ignipuncture fut inaugurée par Caron du Villars, qui chauffait avec une bougie de longues aiguilles à insecte, introduites dans l'épaisseur des tumeurs érectiles.

Elle a été surtout mise en honneur par Guersant. « Le procédé qui nous sert le mieux et le plus souvent, est le cautère actuel. Notre but, à l'exemple de Caron du Villars et de A. Bérard, qui en ont donné le conseil, est de modifier le tissu érectile plutôt que de le détruire. » (Notice sur la chirurgie des enfants.)

Guersant se servait d'une aiguille d'acier ou de platine, montée sur une boule métallique assez volumineuse afin d'éviter une déperdition trop considérable de calorique. Cet aiguille chauffée à blanc était plongée dans divers points de la tumeur.

L'auteur des notices ne tarissait pas en éloges sur son procédé et, en 1854, il déclarait devant la Société de chirurgie posséder au moins 20 cas de tumeurs érectiles guéries par ce moyen.

Malgré les efforts de Guersant, sa méthode ne se généralisa pas.

« La cautérisation par le fer rouge, dit Nélaton, est presque complètement abandonnée maintenant. M. P. Guersant a encore quelquefois recours à des aiguilles rougies à blanc. »

On comprend facilement cet abandon. Les aiguilles rougies au feu n'étaient pas d'un maniement commode en dépit des artifices employés, et, de plus, elles présentaient l'inconvénient de se refroidir en plongeant dans la tumeur et devaient être changées ou réchauffées pour chaque piqûre.

Aussi, après l'invention de la galvanocaustique, c'est au stylet galvanique que la plupart des chirurgiens pratiquent l'ignipuncture. Les appareils électriques, fournissant une source constante de chaleur, devaient obtenir la préférence sur les aiguilles rougies au feu.

A peine trouve-t-on dès lors quelques observations de tumeurs érectiles traitées par le fer rouge.

Nous reproduisons, à la fin de notre travail, la magnifique

observation présentée par M. Tillaux à la Société de chirurgie, en 1873.

L'invention du thermocautère est venue remettre en honneur le procédé de Guersant.

L'admirable instrument de Paquelin nous permet de maintenir à une température constante une pointe plongée au sein
de la tumeur, et de nos jours il n'est pas un chirurgien qui ne
doive des succès à l'ignipuncture pratiquée à l'aide de cet
instrument.

TECHNIQUE OPÉRATOIRE ET MODE DE GUÉRISON

Après avoir fait l'asepsie de la région opératoire, porter
au rouge sombre la pointe fine du thermocautère et l'enfoncer
à plusieurs reprises dans l'épaisseur de la tumeur, de façon à
larder celle-ci par des piqûres en nombre variable suivant
son volume.

Une précaution à prendre, c'est de maintenir solidement
la partie sur laquelle on va porter le cautère. Cette précaution est surtout nécessaire avec les enfants et si la tumeur
siège à la tête. Un mouvement brusque du petit malade pourrait, en effet, précipiter sa tête contre la pointe rougie.

Les pointes de feu introduites dans l'angiome cautérisent
autour d'elles le tissu qu'elles pénètrent et déterminent des
trajets cicatriciels dont la rétraction naturelle produit une
sorte de capitonnage de la tumeur.

L'excitation inflammatoire se propage plus ou moins loin,
jusqu'à un centimètre de l'ulcération, dit Broca.

Il faudra donc laisser un certain intervalle entre les piqûres. Ainsi disposées, elles suffiront pour déterminer dans toute
la tumeur une inflammation amenant la formation d'un tissu

cicatriciel dont la rétraction étouffera les vaisseaux et atrophiera peu à peu la tumeur.

La production du travail atrophique consécutif à la cicatrisation des piqûres explique le temps quelquefois long qu'exige l'emploi de l'ignipuncture pour obtenir un résultat définitif. Une seule séance ne suffit pas, en effet, pour amener la guérison.

Après une première séance, la tumeur durcit, s'affaisse et diminue de volume, mais il faut à plusieurs reprises renouveler les cautérisations pour obtenir la disparition complète de la tumeur.

« Nous avons été obligé, dit Guersant, de pratiquer jusqu'à 10 cautérisations pour guérir radicalement une petite fille d'une tumeur érectile qui siégeait dans le grand angle de l'œil. Nous avons dû cribler de piqûres, en sept ou huit séances successives, le nez d'un autre enfant, qui était pour ainsi dire transformé en tissu érectile, de même aussi dans un cas qui occupait toute la lèvre supérieure. »

« Dans tous les cas de ce genre, ajoute-t-il, nous mettons toujours un intervalle de huit, quinze jours et même plus entre chaque séance. »

Il faut, en effet, avoir le soin pour renouveler les cautérisations, d'attendre que l'inflammation produite par la précédente séance soit complètement éteinte. On espacera donc les séances d'une quinzaine de jours au moins et on cautérisera chaque fois dans l'intervalle des piqûres précédentes jusqu'à guérison complète.

Comme pansement après les cautérisations, il suffit d'appliquer sur la tumeur de la gaze iodoformée que l'on maintient par un bandage approprié à la région.

AVANTAGES DE LA MÉTHODE

Le manuel opératoire est, on le voit, d'une extrême simplicité, et c'est là déjà un réel avantage de la méthode.

De plus, l'ignipuncture ne présente aucun des dangers que nous avons signalés en discutant les diverses méthodes. Avec elle, pas d'hémorragie à craindre. A peine parfois voit-on se produire au point d'introduction de la pointe rougie l'issue d'une goutte de sang. Il suffit, dans ce cas, d'exercer une légère pression sur la tumeur à l'aide d'un peu d'ouate, ou encore de réintroduire en ce point la pointe du thermocautère portée au rouge hémostatique.

Pas d'embolie à redouter comme avec les injections, partant pas de compression circulaire à exercer, compression quelquefois impossible, souvent inefficace.

La guérison est certaine. Elle est un peu lente, il est vrai ; mais c'est là un bien léger inconvénient, car il suffit de quelques séances pour amener le retrait inodulaire de la tumeur.

La question d'esthétique n'est pas une objection sérieuse à ce mode de traitement, et l'on peut, même à la face, employer l'ignipuncture, sans avoir à craindre des cicatrices trop disgracieuses. M. le professeur Forgue a guéri par le thermocautère une tumeur érectile de la lèvre inférieure ; il ne reste plus qu'une cicatrice presque imperceptible.

Ce traitement sera facilement accepté, même par les plus pusillanimes. Il n'y a ici ni instrument tranchant, ni effusion de sang, et la douleur peu vive est de courte durée.

Nous pratiquerons l'ignipuncture de préférence avec le thermocautère. La pointe fine de cet instrument nous paraît offrir des propriétés particulières. Le rayonnement plus considérable attaque toute la tumeur même avec des piqûres espacées. Le stylet galvanique est trop fin ; il expose à l'hémorragie et laisse dans la tumeur beaucoup de points inattaqués.

De plus, le galvanocautère est un instrument délicat. Dans la thèse de Delmas Saint-Hilaire, qui rapporte onze observations de guérison de tumeurs érectiles par l'ignipuncture au galvanocautère, on trouve (observation I, troisième séance) : « Malheureusement la source électrique fait défaut en partie, l'appareil réussit à peine à donner à l'aiguille de platine la couleur rouge sombre. Dans ces conditions fâcheuses.... etc. En résumé, séance incomplète, douloureuse pour la petite malade, et dont on n'attend pas grand effet. » Dans la même observation, à la cinquième séance : « La pile est aujourd'hui dans de mauvaises conditions. »

Plus loin, observation VI : « Dans cette séance (la première), l'appareil a mal fonctionné. On a eu beaucoup de peine à obtenir que le cautère soit toujours également chauffé, tantôt il rougissait à peine, tantôt au contraire il rougissait au blanc. »

Tout le monde a eu de ces défections des appareils électriques, et nous avons vu nous-même plusieurs fois nos maîtres obligés d'abandonner le galvanocautère dans d'autres opérations que celle qui nous occupe.

Nous ne pouvons reproduire ici le réquisitoire de M. Chalot contre le galvanocautère (thèse d'agrégation, 1878), mais nous pouvons bien dire avec cet auteur que le thermocautère constitue un appareil facile à transporter, relativement peu coûteux, d'un entretien peu pénible...... « Il est donc de beaucoup préférable au galvanocautère en ce qui concerne le prix et la facilité, la supériorité d'exécution. »

Nous avons déjà dit que, dans le traitement des tumeurs érectiles, la pointe fine du thermocautère, par ses dimen-

sions et son rayonnement plus considérable, offre des qua-
lités particulières. C'est avec cet instrument que nous avons
vu traiter presque toutes les tumeurs dont nous rapportons
les observations. Nous avons toujours vu obenir les meilleurs
résultats, sans avoir à noter le moindre accident.

Quelques-unes de nos observations paraîtront peu concluantes, les petits malades étant encore en traitement ; mais elles
montreront le travail d'atrophie progressive obtenu par les
séances d'ignipuncture.

V

OBSERVATIONS

Observation première

(Hôpital Général, service de M. le professeur Forgue)

Antoinette V..., âgée de neuf mois, présente au niveau de l'angle antéro-inférieur du pariétal droit une tumeur de la grosseur d'une coque de noix, mamelonnée, d'une couleur violacée, lie de vin.

Cette tumeur est congénitale, elle était à la naissance de la grosseur d'un petit pois ; elle mesure au moment du premier examen (15 mars 1893) environ 4 centimètres sur 3 1/2, le plus grand diamètre étant antéro-postérieur.

Au moment des cris et des efforts de l'enfant, la tumeur prend une expansion considérable et devient d'un rouge plus vif.

15 mars. — Première séance d'ignipuncture. Après avoir soigneusement rasé et nettoyé la région, on pratique douze points d'ignipuncture avec la fine pointe du thermocautère. Il se produit au niveau de l'un des orifices une légère hémorragie, facilement arrêtée par spongiopressure. Pansement. Gaze au dermatol.

12 avril. — Deuxième séance d'ignipuncture. On constate les résultats de la première séance. La tumeur capiton-

née a nettement diminué de volume. Quinze points d'ignipuncture. Même pansement que dans la première séance.

20 mai. — La tumeur est énormément réduite, elle s'est
surtout affaissée. Toute la surface, jadis rouge, est devenue
d'un blanc légèrement rosé ; elle est sillonnée par des travées
fibreuses.

Vingt et un points d'ignipuncture. Même pansement que
précédemment.

15 juin. — Les points d'ignipuncture ayant été peut-être
trop rapprochés, on constate quelques points de sphacèle à la
partie centrale et à la partie antérieure de la tumeur. On se
contente de renouveler le pansement.

11 juillet. — Aujourd'hui la tumeur est en voie d'effacement ; elle s'est affaissée surtout dans sa partie antérieure
et dans sa partie centrale, points qui correspondent au léger
sphacèle observé lors du dernier pansement.

La plupart des orifices d'ignipuncture sont recouverts par
des croûtes brun-noirâtres adhérentes.

La tumeur ne présente plus de gonflement lors des cris de
l'enfant ; ses dimensions restent fixes. Sa teinte rouge s'est
marbrée de nombreux points blanchâtres autour des points
d'ignipuncture. La chose est surtout visible au pourtour de
la tumeur. Le secteur antérieur est surtout modifié. En somme,
l'angiome est en bonne voie de guérison.

Pansement. Gaze au dermatol.

Observation II

(Communiquée par M. le professeur Forgue)

M..., de Béziers, âgé de quatre ans, porte à la lèvre inférieure sur la ligne médiane, avec développement prédominant

à gauche, une tumeur érectile de la grosseur d'une forte amande, qui soulève en saillie notable l'ourlet muqueux de la lèvre et s'étend au voisinage de la fossette mentonnière sous-labiale.

Une première séance d'ignipuncture, au thermocautère, est pratiquée le 11 septembre 1892. Huit pointes de feu profondes embrochent la lèvre; il s'écoule une assez grande quantité de sang et l'hémorragie s'exagère par les cris de l'enfant. Un pansement compressif avec de la gaze iodoformée et de l'ouate suspend l'hémorragie.

Le 26 septembre, deuxième séance. La tumeur a déjà subi une réduction notable, elle se déprime en creux, au niveau des orifices correspondant au point d'ignipuncture, que recouvre une petite croûtelle. A cette deuxième séance, cinq pointes de feu sont poussées profondément dans l'intervalle des précédentes.

Le 16 novembre, troisième séance d'ignipuncture. La tumeur, qui présente déjà des points blanchâtres affaissés, et dont le volume est au moins diminué de moitié, est lardée de six pointes de feu portant à la périphérie sur des îlots de tissu érectile qui avait échappé à la réduction.

Je revois le malade le 11 janvier ; la rétraction est presque totale, l'ourlet muqueux des lèvres est à l'alignement parfait. Je me contente d'appliquer des pointes de feu sur la partie de la tumeur sous-labiale.

Le 2 mai, l'enfant est ramené : toute tumeur a complètement disparu et, chose frappante, il faut une certaine attention pour retrouver, sous forme de menue trace blanchâtre, les vestiges cicatriciels des pointes de feu.

Observation III

(Communiquée par M. le professeur Forgue)

X....., fillette de onze ans, présentait une tuméfaction remarquable du médius de la main gauche. Cette tuméfaction occupait: 1° tout le flanc cubital du doigt, depuis l'articulation phalango-phalanginienne jusqu'à l'insertion de l'ongle, où elle faisait une saillie analogue à celle d'une amande ; 2° tout le dos de la première phalange, où sa saillie maxima était de 4 à 5 millimètres.

A ces niveaux, la peau ne présentait d'autre modification dans la coloration qu'un peu de pigmentation brunâtre, ce qui me laissa dans l'embarras pendant quelques instants au point de vue du diagnostic. Je pensai d'abord à un travail de périostite chronique, ayant évolué à froid ; mais le renseignement qui me fut fourni par les parents sur l'ancienneté de cette tuméfaction, qu'ils avaient, me disaient-ils, toujours observée, l'existence d'une certaine dépressibilité de la tumeur, me firent, au contraire, pencher vers l'hypothèse d'un angiome. Il me fut dit d'ailleurs que, pendant l'hiver et au moindre froid, la peau avait de la tendance à changer de coloration au niveau de cette tuméfaction et qu'elle prenait alors des tons d'un rouge un peu violâtre.

29 avril. — Première séance d'ignipuncture : Quatre pointes de feu sont enfoncées jusqu'à l'os dans la tumeur qui occupe le flanc cubital des deux dernières phalanges. Pansement iodoformé ouaté.

12 mai. — Deuxième séance de cautérisation : Quatre pointes de feu lardent la même tumeur dans l'intervalle des points précédents.

Je ne revois l'enfant que le 30 juin. La tumeur ignipuncturée a considérablement diminué, surtout dans la partie répondant à la phalangine du médius. Les traces des pointes de feu sont marquées par des points blanchâtres déprimés. Chose très curieuse, la petite tumeur occupant le dos de la première phalange, et qui n'a pas subi d'ignipuncture, s'est affaissée d'une façon remarquable. Je mets deux pointes de feu sur cette portion ; je larde de trois pointes la partie répondant à la base de la phalangette du doigt.

L'enfant m'est ramené dans les premiers jours de septembre ; je constate la disparition complète des tumeurs érectiles.

Observation IV

(Communiquée par M. le professeur Forgue)

Fillette de trois ans, atteinte d'un angiome qui occupe le front, au niveau de la ligne d'implantation des cheveux, un peu à droite de la ligne médiane. La tumeur a les dimensions d'une grosse noix, se fonce en couleur et devient turgide lors des cris et des efforts.

Première séance d'ignipuncture, le 4 mai 1892 : Après aseptisation de la région, dix pointes de feu au thermocautère, lardant profondément la tumeur ; huit sont placées en couronne à la zone périphérique, deux à son centre. Une légère hémorragie se produit au niveau de l'une de ces dernières. Pansement compressif, iodoformé ouaté, maintenu par une capeline de tarlatane que fixent quelques jets de bande sous le menton.

Au neuvième jour, la mère fait elle-même le premier pansement. Tout allait bien : de petites croûtes sèches et brunâtres fermaient les orifices correspondant aux pointes de feu.

Le second pansement, appliqué par la mère, n'est pas supporté; l'enfant le défait dans la journée et reste quatre jours sans pansement. Au niveau de deux orifices, la croûte se dilate et la petite plaie s'inocule superficiellement; il se forme, à leur niveau, une légère suppuration que combattent promptement des applications antiseptiques humides chaudes.

Seconde séance en juillet: La tumeur s'est réduite de moitié environ; sa surface est devenue irrégulière, avec des parties rouges et en saillie correspondant aux points non traités, et des dépressions blanchâtres, tendant à s'étendre, au niveau des points ignipuncturés. — J'applique six pointes de feu sur les portions saillantes et encore érectiles.

En septembre, je revois l'enfant et fais une troisième séance d'ignipuncture. Six pointes de feu pénétrantes sont encore appliquées. Dans les jours qui suivirent, le second pansement ne fut point fait sous ma surveillance, et une nouvelle inoculation s'ensuivit, qui provoqua une suppuration plus tenace que la précédente, mais limitée; au niveau d'un des points d'ignipuncture, situé à la partie antérieure de la tumeur, un menu foyer purulent a persisté pendant plus d'un mois, donnant issue à quelques gouttes à peine, se formant en croûte adhérente entre deux pansements.

J'ai revu la fillette au commencement de 1893. Toute tuméfaction a complètement disparu; la région frontale occupée par l'angiome est plate. Les traces des pointes de feu se voient sous forme de petites cicatrices blanchâtres, tranchant sur les parties intercalaires, qui sont pigmentées et brunâtres. Malgré tout, la chose est peu apparente, d'autant qu'une partie de la tumeur empiétait sur le cuir chevelu et que la portion correspondante de la plaque cicatricielle est ainsi masquée.

Observation V

(Hôpital Général, service de M. le professeur Forgue)

Marie-Louise A..., âgée de onze mois, est présentée à l'Hôpital Général (service chirurgical des Enfants et des Vieillards), le 2 mai 1893. Elle porte une tumeur occupant la région mentonnière et mesurant 5 centimètres transversalement sur 3 centimètres dans le sens vertical. Cette tumeur est d'une consistance élastique, d'une couleur rouge vineuse. Sous l'influence des cris et des efforts de l'enfant, elle se gonfle et rougit.

On ne constate pas de souffle, il n'y a pas de vaisseaux périphériques dilatés.

Antécédents nuls. La tumeur est congénitale, elle présentait d'abord le volume d'une lentille ; c'est à l'âge de trois mois qu'elle a commencé à augmenter de volume.

2 mai 1893. — Après antiseptisation de la région, on pratique huit points d'ignipuncture avec la fine pointe du thermocautère. Pas d'accidents.

Pansement : Gaze au dermatol.

27. — La tumeur a diminué de volume. Elle ne mesure plus environ que 3 cent. 1/2 sur 1 1/2 à 2 cent.

La tumeur est d'ailleurs affaissée et les points d'ignipuncture ont produit par leurs cicatrices un capitonnage fibreux.

Deuxième séance d'ignipuncture après aseptisation. Seize points. Pas d'accident. Même pansement que dans la première séance.

Observation VI

(Hôpital Général, service de M. le professeur Forgue)

Frânçoise R..., quinze mois, présente un angiome du cuir chevelu, région temporale gauche. La tumeur congénitale avait d'abord les dimensions d'un petit haricot. Un mois après la naissance, elle a commencé à augmenter de volume.

5 mars 1893. — La tumeur a en ce moment 6 centimètres sur 4 centimètres. Elle occupe l'angle antérieur et inférieur du pariétal gauche. Elle ressemble à une grosse fraise, sa surface est granuleuse, sa couleur rouge violacée.

Sous l'influence des cris et des efforts de l'enfant, la tumeur se gonfle. Il n'y a pas à l'entour de vaisseaux dilatés et flexueux.

Première séance d'ignipuncture, après avoir rasé la région environnante et nettoyé soigneusement au savon et l'éther. Dix points au thermocautère.

Pas d'accident. Pansement : Gaze iodoformée.

10 avril. — On peut juger les effets de la séance précédente : réduction et capitonnage de la tumeur, mais pas très accentués.

Deuxième séance d'ignipuncture. Quatorze points.

20 mai. — La tumeur est réduite cette fois d'une manière très sensible, elle ne présente plus que 4 centimètres sur 2 1/2. Elle est affaissée et envahie par le tissu fibreux qui tend à produire l'effacement des vaisseaux de l'angiome.

Observation VII

(Salle Bayle, service de M. le professeur Dubrueil)

L . . . (Charles), commerçant, trente-deux ans, est entré le 20 avril 1893, salle Bayle, n° 2. C'est un homme petit, mais trapu et robuste, qui ne présente aucune tare héréditaire ni personnelle.

Il est atteint depuis sa naissance d'un angiome siégeant dans la région sous-maxillaire gauche. La tumeur, à peine visible au début, a progressivement augmenté de volume. Dans le courant de ces dernières années, elle est devenue assez volumineuse et est sillonnée de grosses veines bleuâtres menaçants de se perforer.

Il y a trois mois, l'une de ces dilatations veineuses s'est fortement accrue, a pointé vers l'extérieur et s'est ulcérée à plusieurs reprises, en donnant lieu à une hémorragie assez importante et difficile à arrêter. Des hémorragies répétées ont décidé le malade à entrer à l'hôpital.

A son entrée, on note un angiome typique de la région sous-maxillaire gauche, de la grosseur d'un œuf de poule. Il existe quelques grosses veines menaçant de se rompre.

On tente tout d'abord l'ignipuncture. La première séance est faite le 26 avril.

On introduit l'anse de platine rougie du galvanocautère dans la tumeur en quatre endroits, principalement dans les points où existent les grosses veines variqueuses. Cette cautérisation peu douloureuse est suivie d'une hémorragie assez abondante, qui nécessite l'emploi pendant deux heures de pinces à forcipressure placées au niveau des orifices de cautérisation ; ces pinces enlevées, on fait un pansement fortement compressif.

Le 1er mai, on fait une nouvelle cautérisation au galvano-cautère ; on pénètre par les orifices anciens, on en fait un cinquième. L'hémorragie est encore abondante, mais cède sous un pansement fortement compressif. Les jours suivants, on ne note aucune amélioration.

Le 6 et le 13 mai, on fait de nouvelles cautérisations profondes par les orifices anciens. Il semble que la tumeur diminue de volume.

Le 16 et le 20 mai, on fait de nouvelles cautérisations avec la fine pointe du thermocautère. On détruit ainsi toute la tumeur. Il n'existe qu'une coque de tissu fibreux qui se rétracte rapidement.

Les jours suivants, on bourre cette cavité, formée anciennement par la tumeur, avec de la gaze iodoformée. Cette gaze est renouvelée tous les deux jours ; à chaque pansement, on constate une diminution de volume de la cavité qui se comble rapidement.

Le 1er juin, le malade, presque complètement guéri, quitte l'hôpital. Il ne reste plus de trace de son angiome, qui est remplacé en grande partie par un tissu fibreux résistant.

Notons enfin que dans le cours du traitement on n'a pas noté un seul jour de fièvre. Le malade n'a jamais gardé le lit ; il a eu toujours un excellent appétit et n'a cessé de marcher et de se promener, comme s'il n'était pas en traitement.

Observation VIII

(Malade présenté après guérison à la Société de chirurgie par M. Tillaux, 10 décembre 1873.)

G. E..., en venant au monde, portait à la nuque, sur la ligne médiane, une tache d'un rouge violacé, en forme de cœur, et de la largeur environ d'une pièce d'un franc. Cette tache ne présentait aucune induration, aucun gonflement, et ne faisait nullement saillie au-dessus des téguments voisins.

Trois jours après la naissance, la mère s'aperçut que cette tache s'élargissait et surtout commençait à faire une légère saillie, au point que, en trois ou quatre jours, elle vit se former une tumeur volumineuse, que l'on constate aujourd'hui.

18 juillet 1873. — L'enfant a quinze jours, il paraît fort et bien portant; sa mère jouit d'une bonne santé, le nourrit elle-même et en a grand soin.

A l'examen local, on trouve, sur la ligne médiane, une tumeur du volume environ d'une grosse mandarine, et cette comparaison est d'autant plus juste que, comme ce fruit, la tumeur est légèrement aplatie, de telle façon que son sommet présente une sorte de plateau. Cette tumeur est d'un rouge violacé, d'une consistance pâteuse, elle est mobile sur les parties profondes, elle augmente de volume et devient de plus en plus violacée au moment où l'enfant crie; elle est complètement indolente; elle ne présente ni battements, ni bruits de souffle.

Nous nous proposâmes de circonscrire la base de la tumeur avec un nombre suffisant de piqûres, à l'aide du galvanocautère ; mais, à la première piqûre, il sortit un jet de sang assez notable qui fut cependant facilement arrêté en mettant le doigt sur l'ouverture.

Une seconde piqûre amena le même jet de sang. On s'en tint là, car la perte de sang eût été trop considérable pour un si jeune enfant.

29 juillet. — Tous les deux jours nous pratiquons une ou deux piqûres avec une aiguille à tricoter rougie à la lampe ; l'aiguille est enfoncée jusqu'au centre de la tumeur. Après chaque piqûre, il sort quelques gouttes de sang, et l'enfant reprend le sein presque immédiatement; son état général est très bon.

3

31. — Les piqûres ont circonscrit environ la moitié inférieure de la base de la tumeur, et, de ce côté, elle s'est un peu affaissée; mais elle s'est élargie et a grossi à la partie supérieure. L'état général est toujours bon. On continue les piqûres tous les deux jours.

5 août. — Les piqûres suppurent, la tumeur se flétrit et paraît un peu diminuée de volume.

25. — La tumeur est entièrement circonscrite par seize piqûres, dont plusieurs suppurent; elle a diminué environ de moitié, elle paraît beaucoup moins vivante et se flétrit. On recommence la série des piqûres à la base, tantôt enfonçant l'aiguille dans les trous anciens, tantôt en en faisant d'autres. La tumeur n'augmente plus pendant les cris de l'enfant; les piqûres ne provoquent presque plus d'écoulement de sang; l'état général est toujours bon.

4 septembre. — Il s'est produit au centre de la tumeur une eschare qui, en tombant, laisse à sa place une sorte de cratère assez profond qui communique dans l'intérieur de la tumeur avec les trous des piqûres par lesquels le pus s'écoule.

15. — On a fait encore de temps à autre quelques piqûres, cinq ou six depuis le commencement du mois; mais on cesse complètement, en sorte que trente piqûres environ ont été pratiquées.

25. — La tumeur s'affaisse, l'ulcération du centre augmente d'étendue, l'état général est toujours bon.

9 octobre. — La tumeur est presque de niveau avec les parties voisines; elle est ulcérée dans la plus grande partie de son étendue, la plaie se recouvre de bourgeons charnus, et, si l'on n'avait suivi l'enfant, on ne pourrait jamais deviner que ce sont là les restes d'une tumeur érectile; mais, d'un autre côté, l'état général souffre un peu, l'enfant dort mal, crie souvent, et vomit presque aussitôt le lait qu'il vient de prendre.

25. — L'indisposition de l'enfant, due à un érysipèle léger,

a complètement disparu, la plaie se cicatrise, et l'on ne voit reparaître aucune trace de tissu érectile.

10 décembre. — La plaie est complètement cicatrisée, l'enfant est radicalement guéri.

CONCLUSIONS

Sans vouloir faire de l'ignipuncture le traitement exclusif des tumeurs érectiles, nous pouvons conclure qu'elle constitue la méthode de choix dans le traitement des angiomes circonscrits.

Elle présente sur les autres méthodes des avantages incontestables par sa simplicité, sa bénignité, son efficacité.

La pointe fine du thermocautère nous paraît présenter des propriétés particulières.

Les injections interstitielles doivent être abandonnées de plus en plus comme un moyen aveugle, peu sûr et non sans danger.

L'électrolyse a donné d'excellents résultats, mais elle exige un outillage spécial, moins à la portée de tous les praticiens.

Elle sera réservée au traitement des tumeurs érectiles diffuses.

INDEX BIBLIOGRAPHIQUE

BROCA. — Traité des tumeurs.

BRIAND. — Thèse de Paris, 1875.

BLANCHET. — Thèse de Paris, 1862.

DELMAS ST-HILAIRE. — Thèse de Paris, 1878.

DELORE. — Lyon médical, 2 février 1879.

DEUBEL. — Bulletin médical, 1892.

DIDIER. — Thèse de Paris, 1887.

DULION. — Thèse de Paris, 1876.

DUPLAY et RECLUS. — Traité de chirurgie (article Angiome, par Quénu).

DUPUYTREN. — Leçons orales de clinique chirurgicale.

FOLLIN. — Traité de pathologie externe.

FORGUE et RECLUS. — Thérapeutique chirurgicale.

GUERSANT. — Notices sur la chirurgie des enfants.

GUYON (F.). — Éléments de chirurgie clinique.

HEINS. — Thèse de Paris, 1892.

LALLEMAND. — Archives de médecine, 1835.

KESTEWEN. — The Lancet, 7 février 1873.

MOSETIG-MOORHOF. — Semaine médicale du 30 janvier 1889.

MOUILLARD. — Thèse de Paris, 1876.

NÉLATON. — Éléments de pathologie chirurgicale.

PÉTREQUIN. — Journal de médecine de Lyon, 1848.

RECLUS. — Manuel de pathologie externe, t. I.

RICHELOT. — Société de chirurgie, 1881.

SÉDILLOT. — Traité de médecine opératoire.

TARRAL. — Archives générales de médecine, 1834.

140

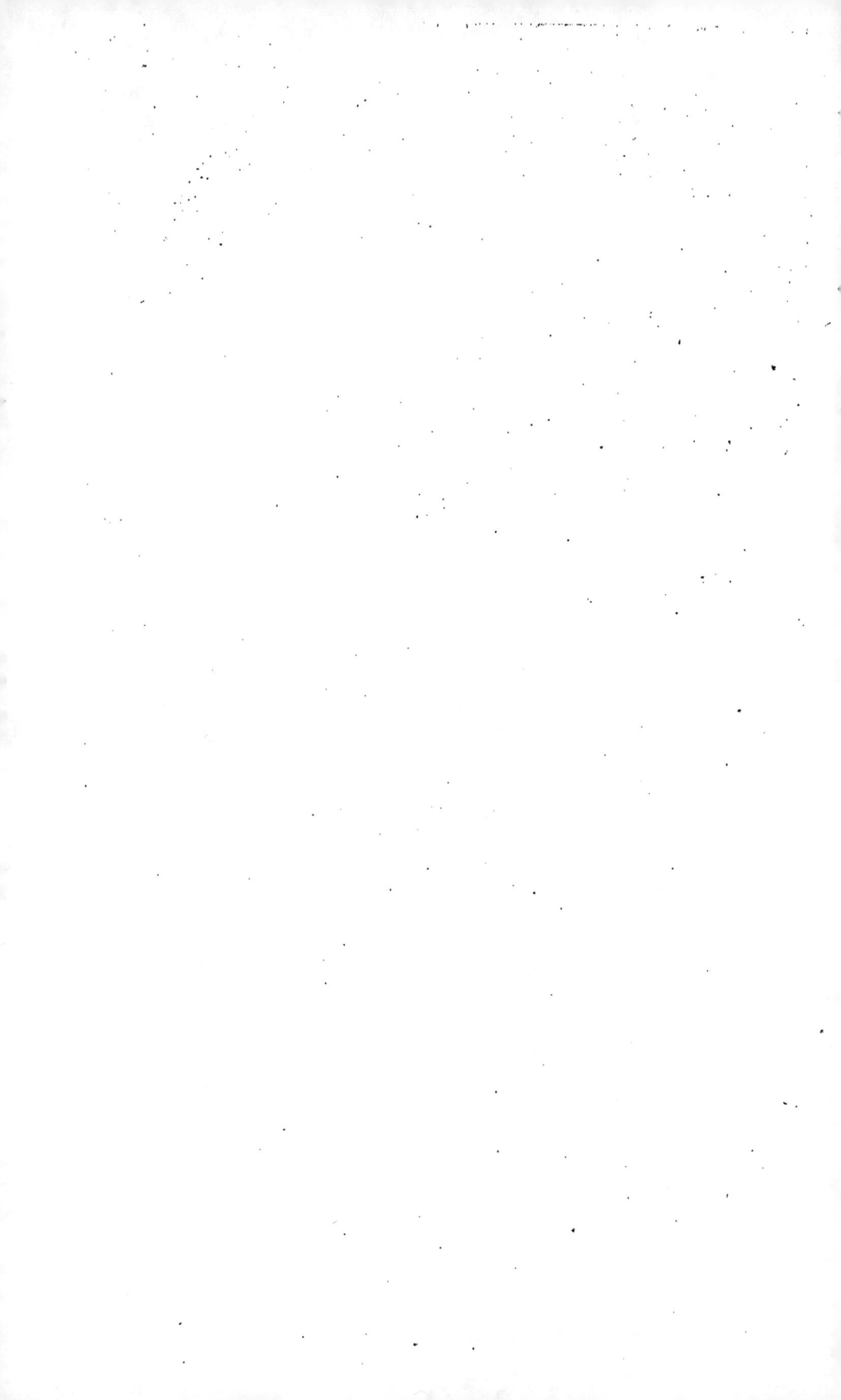